BEI GRIN MACHT SICH IHR WISSEN BEZAHLT

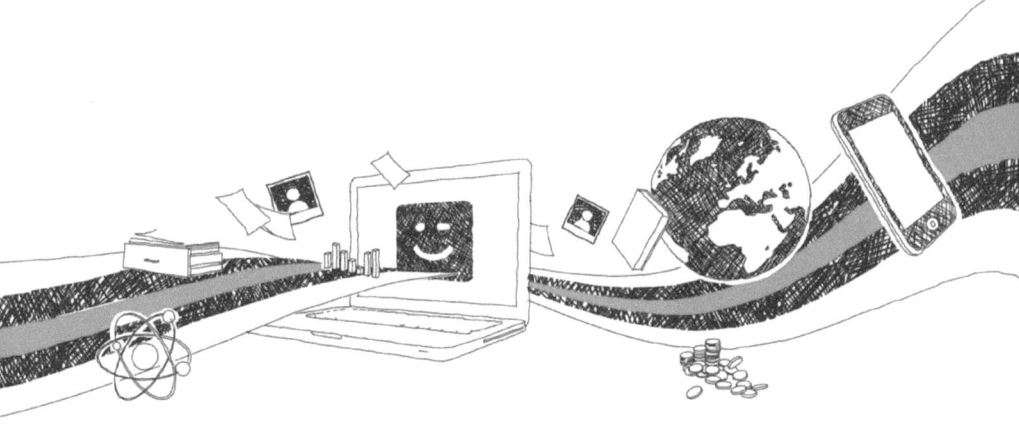

- Wir veröffentlichen Ihre Hausarbeit,
  Bachelor- und Masterarbeit

- Ihr eigenes eBook und Buch -
  weltweit in allen wichtigen Shops

- Verdienen Sie an jedem Verkauf

Jetzt bei www.GRIN.com hochladen und kostenlos publizieren

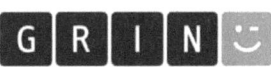

Bibliografische Information der Deutschen Nationalbibliothek:

Die Deutsche Bibliothek verzeichnet diese Publikation in der Deutschen National-bibliografie; detaillierte bibliografische Daten sind im Internet über http://dnb.d-nb.de/ abrufbar.

Impressum:

Copyright © 2009 GRIN Verlag, Open Publishing GmbH
Druck und Bindung: Books on Demand GmbH, Norderstedt Germany
ISBN: 9783640490462

Dieses Buch bei GRIN:

http://www.grin.com/de/e-book/139141/projekt-im-setting-kindertagesstaette

Jens-Uwe Knorr

Projekt im Setting Kindertagesstätte

Psychomotorische Förderung von Kindern zwischen vier und sechs Jahren

GRIN Verlag

GRIN - Your knowledge has value

Der GRIN Verlag publiziert seit 1998 wissenschaftliche Arbeiten von Studenten, Hochschullehrern und anderen Akademikern als eBook und gedrucktes Buch. Die Verlagswebsite www.grin.com ist die ideale Plattform zur Veröffentlichung von Hausarbeiten, Abschlussarbeiten, wissenschaftlichen Aufsätzen, Dissertationen und Fachbüchern.

Besuchen Sie uns im Internet:

http://www.grin.com/

http://www.facebook.com/grincom

http://www.twitter.com/grin_com

MARTIN-LUTHER-UNIVERSITÄT HALLE-WITTENBERG
MEDIZINISCHE FAKULTÄT
INSTITUT FÜR GESUNDHEITS- UND PFLEGEWISSENSCHAFT

Modul E: Grundlagen der Gesundheitswissenschaft

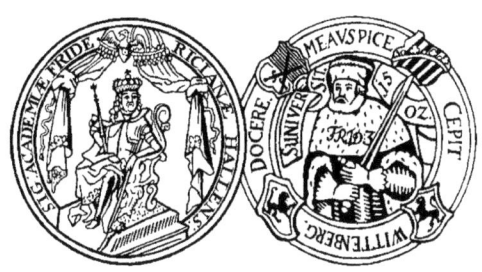

Projekt im Setting Kindertagesstätte

Psychomotorische Förderung von Kindern zwischen vier und sechs Jahren

Hausarbeit von:
Jens-Uwe Knorr

Leipzig, 31.August 2009

Anmerkung

Bei der vorliegenden Hausarbeit wurde im Fließtext aus softwaretechnischen Gründen, die nicht mehr gelöst werden konnten, bei den *Seitenzahlen* statt „S." ein „p." für *page* gesetzt. Ebenso wurde in der Literaturliste für die *Auflage* statt „Aufl." ein „ed." Für *edition* gesetzt.

Zusammenfassung

Bewegung hat eine große Relevanz für die Gesundheit, besonders in der Kindheit. Hier werden die Weichen für späteres ge-
sundheitsbewußtes Verhalten gelegt. Dabei spielt gutes Sozialverhalten, ein positives Selbstkonzept und emotionale Ausgeglichen-
heit eine bedeutende Rolle. Das alles sind Dimensionen von Bewegung und psychomotorischer Förderung. Aber Bewegung wirkt
natürlich auch auf die körperliche Gesundheit und kongnitive Pro-
zesse positiv.

In diesem Sinne soll sich die Kita mehr mit dem Thema befas-
sen, denn sie stellt die erste und wichtigste Erziehungsinstitution
neben dem Elternhaus dar. Somit üben Kitas einen prägenden Ein-
fluss auf die psychomotorische Entwicklung von Kindern aus. E ist
entscheidend, dieses Potential zu nutzen.

Mit dieser Hausarbeit wird ein Projekt entworfen, welches das
Setting „Kindergarten"[1] zum Ziel hat. Alle darin befindlichen
Gruppen sollen an der Intervention „psychomotorische Förderung"[2] teilhaben können. Wie dies im Einzelnen aussieht, wird
ausführlich erläutert.

---

[1] Begriffe wie Kindergarten, Kindertagesstätte oder Kita werden synonym verwendet. Gemeint ist
die Zielgruppe der vier- bis sechsjährigen Kinder.

[2] Mit psychomotorischer Förderung ist Bewegung gemeint, die ganzheitlich wirkt (siehe auch
Kap.1.3). Daher wird auch oft nur der Begriff „Bewegung" verwendet.

Inhalt

Anmerkung i

Zusammenfassung ii

Inhalt iii

1   Einleitung 1

   1.1   Sinnhaftigkeit des Settingansatzes im Kindergarten 1

   1.2   Ausgangslage von Kindern - allgemeine Probleme 2

   1.3   Die Bedeutung der Psychomotorik für Kindergartenkinder 4

2   Ziel des Settingprojektes 5

3   Rahmenbedingung des Setting-Projektes 5

   3.1   Involvierte Akteure, Kooperationen und Vernetzungen 6

   3.2   Durchführung 7

   3.3   Evaluation 8

4   Geplante Interventionen im Sinne der Ottawa-Charta 9

   4.1   Handlungsstrategien 9

   4.2   Aktionsfelder 10

5   Erwartete Ergebnisse 11

6   Diskussion und Fazit 12

Literaturverzeichnis .... A

1 Einleitung

Die Ergebnisse der internationalen Bildungsvergleichsstudien wie z.b. PISA haben gezeigt das es lohnenswert ist in frühe Bildungsprogramme zu inverstieren. *„Der Bereich Bewegung ist mittlerweile in allen Bildungsplänen enthalten."* (Zimmer, 2006a, p. 7). ErzieherInnen unterstehen dem Anspruch *„erweiternd und kompensierend, unterstützend und verändernd den Entwicklungsprozess des Kindes nach dem vollendeten 3. Lebensjahr bis zum Schuleintritt"* zu beeinflussen und mitzuverantworten (Deutscher Bildungsrat, 1970, p. 110).

Vor ca. 40 Jahren waren es die Sportvereine, die das Thema Bewegung in die Kindergärten brachten. Heute gibt es immer mehr sogenannte Bewegungskindergärten, die sogar von Kultus- und Sozialministerien empfohlen werden. (vgl. Zimmer, 2006a, p. 7)

1.1 Sinnhaftigkeit des Settingansatzes im Kindergarten

Ein Setting stellt zunächst mal ein soziales System, ein Rahmen oder Schauplatz dar. In der Ottawa-Charta vom 21.11.1986 wird der Settingansatz als zentrales Instrument der Gesundheitsförderung in Gesellschaften beschrieben. Dabei werden Handlungsfelder und Strategien berücksichtigt, auf die in Kap. 4 (S.9) bezug genommen werden soll.

> „Eine der Hauptaussagen der Charta besteht darin, dass eine Gesellschaft erst dann in der Lage sein wird, mit seinen Gesundheitsproblemen fertig zu werden, wenn sich Organisationen in ihr ständig weiterentwickeln und kooperieren." (Grossmann, Lobnig, & Scala, 2007, p. 14)

Mit Weiterentwicklung ist beispielsweise gemeint, dass Gesundheitsförderung und Prävention in eine Organisation integriert werden durch Kooperationen, Projekte, etc. und diese ihrerseits eine Organisation positiv beeinflussen. Es geht dabei nicht darum bestimmte homogene Zielgruppen zu erreichen und ihre spezifischen Probleme, sondern alle gesundheitsförderlichen Interventionen zielen auf die unterschiedlichen sozialen Gruppen die sich in einem Setting befinden. (vgl. Grossmann, et al., 2007, p. 16) Das sind im Kindergarten ganz konkret alle Kinder und deren Eltern, die PädagogInnen und ErzieherInnen, und darüber hinaus auch das Cateringteam und das Reinigungsteam.

Da man kann von einer regelrechten Institutionalisierung der Kindheit sprechen kann, wenn man bedenkt, dass Kinder immerhin bis zu neun Stunden in der Kita verbringen, und das bis zu 5 Tagen die Woche, scheint sie ein geeigneter Ort, um zivilisationsbedingten Bewegungsmangel (siehe auch Kap.1.2 S.4) auszugleichen. Durch eine frühzeitige Prävention können gesundheitsrelevante Verhaltensweisen und deren Stabilität erreicht werden. Natürlich unter Einbeziehung der Eltern als

Schlüsselfiguren. Aber auch ErzieherInnen müssen sich dieses Potential bewusst machen. (vgl. BZgA, 2001, p. 5)

Welche große Bedeutung der Kindergarten für gesundheitsfördernde Interventionen hat wird nach Pott (vgl. in BZgA, 2002, p. 25ff) deutlich, weil

- er einen schichtübergreifenden, pädagogisch orientierten Zugangsweg darstellt.

- er eine zentrale familienergänzende Rolle hat.

- sich im Rahmen der pädagogischen Arbeit mit Kindern gute Anknüpfungspunkte für den Einsatz gesundheitserzieherischer Aspekte im Kindergartenalltag finden.

- sich die pädagogische Aufgabe der Förderung der Entwicklung des Kindes zu eigenverantwortlichen, gemeinschaftsfähigen Persönlichkeiten gut mit konkreten Elementen der Gesundheitsförderung verbinden lässt.

- der Kindergarten eine zentrale Schnittstelle zwischen professioneller pädagogischer Arbeit von entsprechend qualifizierten Fachkräften und der Erziehungsar- beit im häuslichen Umfeld darstellt und somit auch als mögliches Interventionsfeld auf die Eltern dienen kann.

Renate Zimmer beschreibt Kindergärten als ideales Setting, weil die Handlungsspielräume größer sind, als z.B. in der Schule, wo die Rahmenbedingungen reglementierter sind und auch Leistungs- und Notendruck voliegt. (vgl. Hurrelmann, Klotz, & Haisch, 2007, p. 46; zit. Zimmer, 2002, p. 965)

1.2 Ausgangslage von Kindern - allgemeine Probleme

Kinder sind heute vielfältigen Einflüssen ausgesetzt, die sich im Gegensatz zu früher deutlich verschoben haben. In diesem Kapitel sollen diese Einflüsse, auch unter dem Aspekt Bewegung, schlaglichtartig dargestellt werden.

Prof. Dr. Hans G. Schlack (vgl. in BZgA, 1998, p. 49) stellte Faktoren sozialer Benachteiligung heraus, die er in Kriterien der **äußeren Lebensumstände** (niedriger Sozialstatus, Armut, Unvollständigkeit der Familie, schlechte Wohnverhältnisse, Zugehörigkeit zu Minderheiten und Ausgrenzung und eingeschränkte Bildungschancen) und Kriterien der **sozialen Interaktion** (Unerwünschtheit des Kindes, Vernachlässigung, wenig oder einseitige Anregung, psychische Erkrankung der Bezugsperson, Gewalt in der Familie und Überforderung des Kindes) unterteilte.

Folge des Einflusses dieser Kriterien sind verschiedene Gesundheitsprobleme und ein qualitativ anderes Inanspruchnahmeverhalten medizinischer Dienste durch sozial benachteiligte Kinder. In der Gruppe der dieser Kinder sind dabei Adipositas, Koordinationsstörungen der Grobmotorik, Störungen der Fein- und Visuomotorik und Sprach- und Verhaltensauffälligkeiten zu beobachten und sie nehmen seltener an Vorsorgeuntersuchungen im Rahmen der U-Untersuchungen teil und ihre Durchimpfungsrate bei den empfohlenen Schutzimpfungen ist geringer. (vgl. Dr. Heiner Mersmann, Gesundheitsamt Köln, in BZgA, 1998, p. 61ff)

In der Familie werden maßgeblich gesundheitsrelevantes Verhalten, Einstellungen und Gesundheitskonzepte entwickelt und geprägt. Welche Kompetenzen die Kinder in der Familie erwerben können hängt vom Kriterien wie: Bildungsstand der Eltern (insbesondere der Mutter), Anwesenheit der Bezugsperson und Gesundheit und Gesundheitskonzepte der Eltern ab. Auch Faktoren wie Scheidung und daraus folgende Einelternschaft beeinflussen die Entwicklung von Kindern, lassen Rückschlüsse auf die soziale Lage und der sich aus ihr ergebenden Lebensbedingungen zu. Die Schwierigkeiten von Alleinerziehenden, die sich auf die Kinder auswirken sind besonders bei jungen Alleinerziehenden und zu Beginn der Einelternschaft besonders groß. (vgl. Klocke & Lampert, 2001, p. 7ff)

Außerdem darf der Aspekt der Migration nicht vernachlässigt werden. Von 1999 ca. 3 Mio Kindern zwischen 3-6 Jahren waren immerhin ca 400.000 nichtdeutscher Staatsbürgerschaft. (vgl. BZgA, 2001, p. 7)

Es zeigt sich teilweise recht deutlich, dass Kinder die unteren sozialen Schichten angehören, ein ungünstigeres Gesundheitsverhalten in den o.g. Bereichen zeigen. (vgl. Klocke & Lampert, 2001)

Trotz der immer noch vorhandenen Freizeit sind *„die eigenständigen Bewegungsmöglichkeiten der Kinder im Freien (...) heute beschränkter als früher.“* (Jahn & Senf, 2006, p. 7), was daran liegt, das viele Freizeitangebote zu Fuß schwer zu erreichen sind. Zudem sind Grünflächen rar und die Verkehrsdichte steigt, was auch z.B. das Fahrradfahren gefährlich macht. Durch die Zersiedelung ist man regelrecht gezwungen, sich mit Bus und Bahn oder Auto fortzubewegen. Kinder lernen es teilweise nicht anders kennen. Prof. Dr. Renate Zimmer schreibt: *„Bereits Kleinkinder verbringen den Tag vorwiegend im Sitzen.“* (2006a, p. 10).

„Erwachsene, die in den 50er Jahren aufwuchsen und sich an ihre ´Spielzeit´ als Zehnjährige erinnern, berichten hauptsächlich von ihren Spielen. Jene aus den 70er Jahren dagegen erzählen von ihrem Spielzeug.“ (Jahn & Senf, 2006, p. 10)

Die Spielumwelt hat sich demnach gewandelt, und zwar hin zu einer Komerzialisierung und weg von Bewegung. Besonders Computer und TV zwingen Kinder eher in der Wohnung zu bleiben, als an die frische Luft zugehen. Durch die visuelle

Reizüberflutung zeigt sich eine Stagnation im emotionalen, sozialen oder motorischen Bereich. (vgl. Jahn & Senf, 2006, p. 11)

Die Folgen mangelnder Bewegung sind natürlich auch eine ganze Palette von Folgeerkrankungen oder Erscheinungen. Übergewicht ist nicht nur eine Folge falscher Ernährung, sondern vor allem mangelnder Bewegung. Zudem kann festgestellt werden, das auch Haltungsschwäche, Verletzungen durch einen unzureichenden Muskelaparat und motorische Unsicherheiten, Blutdruck- und Stoffwechselstörungen, ferner Diabetes Typ2, Allergien, Rückenschmerzen, aber auch psychosomatischen Erkrankungen wie Schlafstörungen, Nervosität, innere Unruhe oder Magenprobleme mangelnder Bewegung geschuldet ist. (vgl. Jahn & Senf, 2006, p. 12ff) „Es gibt einen eindeutigen Zusammenhang zwischen Motorik, Wahrnehmung und Unfallrisiken." (Präventionschef Hessen Dr. Kunz zit. in Jahn & Senf, 2006, p. 13). Das Unfallrisiko in alltäglichen Situationen steigt bei Bewegungsmangel.

1.3 Die Bedeutung der Psychomotorik für Kindergartenkinder

Aus alldem erschließt sich schon die große Bedeutung von Bewegung. Die Psychomotorik, die in dem hier beschriebenen Setting-Projekt als Grundkonzept dienen soll, geht auf Ernst J. Kiphard zurück. In Zusammenarbeit mit dem Kinderpsychiater Hünnekens stellte sich schnell die therapeutische Wirksamkeit von Bewegung heraus, vorbei es mehr um das Miteinander als um Leistung ging. Besonders bei „entwicklungsrückständigen" Kindern zeigte die Therapie Erfolg. (vgl. Zimmer, 2006b, p. 15ff)

> „Psychomotorik kann als Einheit körperlich-motorischer und psychisch-geistiger Prozesse verstanden werden. (...) streng genommen gibt es gar keine Bewegung ohne Beteiligung psychischer oder gefühlsmäßiger Prozesse." (vgl. Zimmer, 2006b, p. 21)

Aus dieser Definition geht hervor, dass Bewegung nicht nur einen Einfluß auf die körperliche Gesundheit hat, sondern auch Auswirkungen auf die seelische und geistige Entwicklung von Kindern hat. Beides hängt eng miteinander zusammen, so das man sagen kann, das gezielte Bewegungsförderung ganzheitlich wirkt.

Hurrelman (1988; in Zimmer, 2006b, p. 37) stellt die personalen Ressourcen heraus: Ich-Stärke, Kompetenzbewusstsein, positives Selbstbild und psychische Stabilität. Diese Fähigkeiten führen zur Entwicklung einer stabilen Identität und einem problemlösenden Verhalten. So würde psychomotorische Förderung, insbesondere in der Kindheit, wo die Entwicklungen sehr sprunghaft sind, sehr sinnvoll im Kindergarten anzusiedeln sein, um diese positiv zu unterstützen.

Die Förderung von Motorik hat ebenfalls große Bedeutung für das Lernen und Denken. (vgl. Jahn & Senf, 2006, p. 27ff)

> „Gesundheitserziehung muss daher bereits im Kindergarten ansetzen, denn Fehlentwicklungen im frühkindlichen und vorschulischen Alter haben besonders gravierende

Auswirkungen auf die Entwicklung in späteren Lebensjahren und im Erwachsenenalter." (BZgA, 2001, p. 8)

2 Ziel des Settingprojektes

Das Hauptziel ist es, durch ein Projekt mit dem Thema psychomotorische Förderung die Kita mehr und mehr in ein gesundheitsförderliches Setting zu verwandeln und die im Projekt durchgeführten Interventionen nachhaltig in den Alltagsbetrieb der Kita zu integrieren. Es soll ein Problembewusstsein bei Eltern und ErzieherInnen geschaffen werden. Folgende Teilziele werden angestrebt:

1. Der Zeitanteil im Kintergartenalltag für Bewegung und die Möglichkeiten dafür sollen erhöht werden, bzw. besser genutzt werden.

2. Verbesserung bei der Verknüpfung von Theorie und Praxis (Siehe auch Kap. 1.3, S.4) – Besonders PädagogInnen und Eltern sollen die positiven Auswirkungen von Bewegung auf Seele und Geist verstehen und umsetzt werden

3. Altersgerechte Beteiligung der Mädchen und Jungen bei der Umsetzung der Bewegungsbedürfnisse. – Chancengleichheit.

4. Förderung der Persönlichkeitsentwicklung, der Selbst- und Sozialkompetenz. Gesundheitsförderung im Sinne einer gesunden Persönlichkeit durch Bewegung.

5. Verbesserung der quantitativen und qualitativen Bewegungsräume.

6. Gewaltprävention zur Verminderung von Gewalt und Gewaltbereitschaft durch die Förderung des miteinanders statt des gegeneinanders beim Spielen, während dem sich auch überschüssige Energien entladen können.

7. Förderung der Zusammenarbeit mit Kooperationspartnern wie Krankenkassen, Unfallkassen, Kommune und Vereinen.

3 Rahmenbedingung des Setting-Projektes

Das geplante Settingprojekt, soll in der betriebsnahe Kindertagesstätte „Miniuniversum" (siehe IB, 2009b) auf dem Universitätsklinikumsgelände mit dem freien Träger Internationaler Bund, der sich passenderweise auch der Gesundheitsförderung bei Kindern verschrieben hat (siehe IB, 2009a), stattfinden. Für die Verteilung der Kindergartenplätze gibt es einen unabhängigen Vergabeausschuss mit eigener Satzung. Das Projekt wird zunächst auf ein Jahr begrenzt und halbjährlich evaluiert (siehe Kap.3.3 S.8).

Es befinden sich neben den drei Krippengruppen drei Kindergartengruppen mit je 15 Kindern zwischen vier und sechs Jahren, auf die sich das Projekt in erster

Linie beziehen soll. Diese stammen aus den verschiedensten sozialen Schichten und Familienkonstellentionen, die es zu kompensieren gilt.

Jedoch auch die Kleinkinder in den Krippengruppen sollen an den Projekt teilhaben indem auch deren Erzieher mit in die geplanten Schulungsmaßnahmen involviert werden. Pro Gruppe gibt es zwei ErzieherInnen (insgesamt 13 Personen mit der Leiterin), wobei anzumerken ist, das es nur eine männliche Erziehungsperson gibt. Zusätzlich gibt es drei bis vier wechselnde Praktikanten.

Es gibt noch einige **spezifische Probleme** das Kindergartengelände betreffen, die im Rahmen dieses Projektes angegangen werden müssen. Die Türen zu den Sanitären Anlagen zwischen den Gängen können von Kindern nicht bedient werden, was den selbständigen Gang zur Toilette erschwert. Das Freigelände grenzt leider nicht direkt an das Haus des Kindergartens und ist viel zu klein. Außerdem enthält dieser Spielplatz nur eine Rutsche auf einem aufgeschütteten Hügel, ein viel zu kleines Klettergerüsst mit Tauen, was auch eher ungünstig ist und noch einige Sitztische. Auch fehlen Rückzugsmöglichkeiten in Form von Häuschen, Büschen, etc. Pläne ein direkt angrenzendes Grundstück zu bekommen wurden von der Universitätsleitung verworfen. Ein kleinerer arten auf dem Kindergartengrundstück ist landschaftsarchitektonisch eher ungeeignet und muss umgestaltet werden. Zudem fehlt eine Ampel um einen direkteren Zugang zum nahegelegenen Park mit guten Bewegungsmöglichkeiten.

3.1 Involvierte Akteure, Kooperationen und Vernetzungen

Neben den ErzieherInnen und der Leiterin soll auch der Elternrat, dem das Thema des Projektes sehr wichtig ist, eine Rolle spielen. Im Elternrat befinden sich auch einige Ärzte des Klinikums. Zusätzlich soll eine Kooperation mit dem Verein „Kinder in Bewegung" e.V. (Kähler, 2009) eingegangen werden. Ebenso soll eine wissenschaftliche Begleitung des Projektes durch eine Studiengruppe der Universität Leipzig, die über Forschungsgelder verfügen, stattfinden. Außerdem sollen die Eltern erreicht werden und auch in Aktionen involviert werden. Eine Person soll für die „Werbung", Information und Kommunikation bestimmt werden. Die Kommune soll ebenfalls kontaktiert werden. Bei der Techniker Krankenkasse soll ein entsprechender Antrag auf Förderung des Projektes gestellt werden (siehe TK, 2009). Die Angebote der Sächsischen Landesvereinigung für Gesundheitsförderung e.V. (Meyer, 2009) sollen genutzt werden. Auch die BZgA sieht sich als Moderator mit dem Ziel, den Kindergarten als „Ort der Gesundheitsförderung" zu stärken (vgl. BZgA, 2002, p. 26) und sollte mit einbezogen werden.

3.2 Durchführung

Zu Beginn des Projektes soll eine Bestandsaufnahme gemacht werden, die einmal im Elternrat und einmal im Kollegium der ErzieherInnen stattfindet. Die Leitung dieser Treffen wird durch die Kita-Leiterin (Projektleiterin) moderiert. Je nach Bedarf werden dann verantwortliche Personen festgelegt um die unter Kap.3 (S.5) erkannten Probleme anzugehen. Dies unterstützt das Teilziel 3 (Kap.2 S.5), die Verbesserung der quantitativen und qualitativen Bewegungsräume. Dazu gehören auch Neuanschaffungen die den Bereich Bewegung unterstützen, die evtl. durch den Internationalen Bund und über kommunale Mittel finanziert werden könnten.

In der Startphase soll es auch eine Schulung für Elternrat und Kollegium durch den „Kinder in Bewegung" e.V. Die Dozentenkosten soll nach Möglichkeit durch die Techniker Krankenkasse getragen werden. Es wird auf die zentrale Bedeutung der ErzieherInnen hingewiesen (Ziel 1). Im ersten viertel Jahr wird ihnen ein ausgebildeter Motopäde zur Seite gestellt, der einmal die Woche für eine Stunde die Erzieher in psychomotorischer Förderung anleitet. Dabei können alle Resourcen genutzt werden (Gänge, Gruppenräume und Turnräume)

Die Studiengruppe ist komplett für die Durchführung und Präsentation der Evaluation, auf die im nächten Kapitel näher eingegangen wird, verantwortlich. Um einen Verlauf zu erkennen, wird die erste Datenerhebung zu Beginn des Projektes, die erste Evaluation nach einem halben und die zweite nach Abschluss des Projektes stattfinden.

Während des Projektes wird ein(e) Kommunikationsbeauftragte(r) (z.B. aus dem Elternrat) regelmäßige offene Briefe an die Elternschaft richten und im Eingangsbreich über das laufende Projekt informieren. Dabei sind die Evaluationsergebnisse so einzuarbeiten, das eine für alle verständliche Übersicht entsteht. In Elternabenden können auch evtl. Videoaufnahmen oder Fotos von den Bewegungsstunden präsentiert werden. Zudem soll auch durch entsprechende Pressemitteilungen auf das Projekt aufmerksam gemacht werden.

Eltern sollen sich aber nicht nur informieren, sondern auch selbst mitmachen können. Der Elternrat kann beispielsweise Kindergartenfeste als Teilprojekte organisieren, bei denen Eltern Aufgaben übernehmen können. Ebenso gibt es Bestrebungen, einen Förderverein zu gründen, um z.B. sozial benachteiligte Eltern finanziel zu unterstützen, falls bei zusätzlichen Bewegungsangeboten Mehrkosten anfallen, oder aber auch für ein ausgewogeneres Catering, welches evtl. teurer ist. Außerdem wird angestrebt, noch weiteres männliches pädagogisches Personal einzustellen um dem Ziel 2 gerechter zu werden.

Die Sächsische Landesvereinigung für Gesundheitsförderung e.V. soll am Ende des Projektes helfen, durch ein Auditverfahren die Qualitätssicherung und Verankerung der Maßnahmen im Qualitätsmanagement der Kita voranzutreiben.

3.3 Evaluation

Der Hauptteil der Evaluation wird durch die Foschungsgruppe geleitet. Jedoch sind auch hier die ErzieherInnen unerlässlich, da sie die Kinder besser kennen und einschätzen können. Die Auswertung der Daten erfolgt durch die Hochschule.

Um mit Ziel 1 zu beginnen, wird ein Fragebogen entworfen, der folgende Items enthalten soll: Wissen der Mitarbeiter zum Thema Bewegung und Psychomotorik, derzeitige Einbindung in die Praxis und Bewusstsein über die Notwendigkeit von Bewegung. Dieser Fragebogen wird nach einem Jahr wiederholt. Vorstellbar wäre auch die Interviewform mit Leitfaden, was aber wesentlich aufwändiger wäre.

Am Anfang soll eine Zeitmessung stehen, bei der nach Abzug der regelmäßigen Zeiten wie Mahlzeiten, Schlafzeiten und Waschzeiten die Zeitnutzung für Bewegung dargestellt werden soll. Die hierbei ermittelten Poteniale können dann genutzt werden. Am Ende des Projektes wird dieselbe Messung nochmals durchgeführt.

Die Ziele 2, 4, 5 und 6 sollten in regelmäßigen Sitzungen im Elternrat mit einem entsprechenden Protokoll reflektiert werden. Bei mangelhafter Zielerreichung soll dann über Probleme und Alternativen diskutiert werden und die Umsetzung mit Verantwortlichem festgelegt werden. Ebenso soll es regelmäßige Supervisionen im Kollegium geben.

Mit einem **Motoriktest** soll die qualitative Verbesserung von Bewegung gemessen werden. Hierfür wird der MOT 4-6 eingesetzt. (nach Zimmer & Volkamer, 1987)

> „Der MOT 4-6 besteht aus 18 Items, die folgende Dimensionen der Motorik beinhalten: gesamtkörperliche Gewandtheit und Beweglichkeit; feinmotorische Geschicklichkeit; Gleichgewichtsvermögen; Reaktionsfähigkeit; Sprungkraft und Schnelligkeit; Bewegungsgenauigkeit; Koordinationsfähigkeit. (...) Kriteriumsvalidität und umfangreiche Untersuchungen zur inhaltlichen Validität des Tests liegen vor. " (Zimmer & Volkamer, 2009)

Der Test dauert ca. 20 Minuten pro Kind und wird am Anfang, nach einem halben Jahr und am Ende durchgeführt. Die Kosten werden durch Forschungsgelder der Universität Leipzig getragen.

Zudem kommen drei **Beobachtungsskalen** zum Thema Verhalten bei Bewegungsangeboten (s. Abb.5 Zimmer, 2006b, p. 111), Sozialverhalten (s. Abb.6

Zimmer, 2006b, p. 112) und dem Selbstkonzept (s. Abb.7 Zimmer, 2006b, p. 114), die von den ErzieherInnen parallel zum Motoriktest durchgeführt werden.

In dem selben Rhythmus soll der **HAWIWA** Intelligenztest für das Vorschulalter durchgeführt werden. (siehe Ricken, Fritz, Schuck, & Preuß, 2009)

Zum Abschluss des Projektes soll ein **Fragebogen** an alle Eltern ausgegeben werden, um die Effekte des Projektes auf die Familie zu evaluieren.

4 Geplante Interventionen im Sinne der Ottawa-Charta

Gesundheitsförderung soll Chancengleichheit, Partizipation, Kooperationen, das Empowerment und die Nachhaltigkeit unterstützen. Diese Ziele wurden auch im vorliegenden Projekt berücksichtigt.

4.1 Handlungsstrategien

Aus der Ottawa-Charta gehen drei Handlungsstrategien hervor (WHO, 1993): Interessenvertretung (to advocate), Befähigung/ Ermöglichung (to enable) und die Vernetzung (to mediate).

- Konkret heißt das, besonders für die **einzutreten**, die benachteiligt sind. Das betrifft besonders sozial benachteiligte Kinder und ihre Eltern. Der Vorteil im Setting ist natürlich ganz klar, dass sie mit anderen Altersgenossen in einer Gruppe sind, und auf diese Weise „mitgezogen" werden und soziale Unterschiede eher kompensiert werden können, was von den ErzieherInnen unterstützt wird. Wie aus dem aktuellen Tarifstreit der ErzieherInnen klar wurde, ist, dass auch ihre Interessen wichtig sind; nicht nur in finanzieller Hinsicht, sondern auch die Arbeitsbedingungen müssen geändert werden. Hierfür muss die Politik unbedingt interessiert werden, weil gesunde und zufriedene ErzieherInnen eine wichtige Voraussetzung für jegliche weitere gesundheitförderliche Maßnahmen, auch für dieses Projekt, sind. Sie sollen selbst für mehr Bewegung eintreten und zum Beispiel in Langeweilesituationen eingreifen.

- Eltern und Kinder, besonders aus sozial schwachen Gefügen, sollen **befähigt** werden, gerade den Bereich Bewegung für wichtig halten und Kompetenzen diesbezüglich erlangen. Die Implementierung von Fachwissen ist die Voraussetzung dafür. In dieses Wissen müssen auch hier wieder die ErzieherInnen involviert und geschult werden.

- Es ist notwendig für den Erfolg des Setting-Projektes alle Kooperationspartner und Akteure wie Eltern, ErzieherInnen, Krankenkassen, Hochschule und die Kommune zu **vernetzen**. So kann auch eine Nachhaltigkeit erzeugt werden, die das Projekt überdauert. Im Endeffekt dient die Netzwerkbildung einer gesundheitsförderlichen Profilbildung aller Kitas im Land. Wie eine Studie in brandenburgischen Kitas zeigt (Ceglarek, Frenzel, Wulsch, & Ihle, 2006), sind die wichtigsten Themenfelder der Gesundheitsförderung kitaübergreifend bekannt und das Interesse an Netzwerken grundsätzlich vorhanden.

4.2 Aktionsfelder

Weiterhin gibt es fünf Handlungsebenen, die in der Ottawa Charta eine Rolle spielen:

- **Entwicklung einer gesundheitsfördernden Gesamtpolitik** – Die Tatsache, das Kinder ab dem vollendeten dritten Lebensjahr einen Rechtsanspruch auf einen Kitaplatz haben, macht deutlich, das viele Kinder erreicht werden können. (vgl. BZgA, 2001, p. 8) Außerdem sollte auf politischer Ebene etwas für die Arbeitsbedingungen und den Unfallschutz in Kitas getan werden.

- **Gesundheitsförderliche Lebenswelten schaffen** – Die Arbeit des Elternrates soll dazu beitragen, das die Bewegungsflächen im Kindergarten verbessert werden und auch TüV-tauglich sind. Außerdem sollen Bewegungsräume außerhalb der Kita erschlossen werden. Hierfür wird dringend eine Ampel benötigt. Außerdem sollen auch Flure und Gruppenräume so gestaltet werden, das Bewegung leichter möglich wird. Ebenso soll Material beschafft werden, welches Bewegung fördert. Der Spielplatzbereich wird umgestaltet. Langfristig wird daran gearbeitet das direkt angrenzende Grundstück zu bekommen. Der Elternrat tritt dafür in Verhandlung mit der Klinikleitung.

- **Gesundheitsbezogene Gemeinschaftsaktionen** unterstützen – Es sollen Sportfeste initiiert werden, bei denen die Eltern mitwirken können. Bei einer solchen Gelegenheit können sich Selbsthilfegruppen, oder auch Sport-Vereine vorstellen. Oder auch Spaziergänge durch den Wald, bei denen die Wahrnehmung der Natur geschärft werden kann. Eltern-Kind-Nachmittage können auch eine gute Möglichkeit sein, das Thema Bewegung einzubringen.

- **Persönliche Kompetenzen entwickeln** – Ein ganzheitlicher Ansatz ist hier gefragt und dieser findet sich im psychomotorischen Konzept optimal wieder, welches im Rahmen des Projektes durchgeführt werden soll. Kompetenzen sollen nicht nur die Kinder, sondern auch ErzieherInnen und Eltern erlangen.

- **Gesundheitsdienste neu orientieren** – Hier sind zunächst die Kinder-
  ärzte gefragt die auf Eltern gesundheitsförderlich einwirken können. Eine
  Neuorientierung könnte auch sein die U-Untersuchungen, insbesondere U7
  bis U9, als Reihenuntersuchung in den Kindergarten zu verlagern. Ebenso
  könnten Motopäden gezielt in Kitas gehen, und entwicklungsgestörte Kinder zu erkennen und therapieren.

5 Erwartete Ergebnisse

Bewegungseinheiten werden bewusst in den Kindergartenalltag integriert. Die
zeitlichen Freiräume werden besser genutzt.

Es wird eine Korrelation zwischen sich steigernder Bewegung und Selbstkonzept und Sozialverhalten der Kinder erwartet. In vergangenen Studien konnte dieser Effekt schon erzielt werden (siehe auch Zimmer, 2006b, p. 138). Ebenso wird
sich eine Steigerung im Intelligenztests ergeben, da sich die Lernfähigkeit durch ein
Mehr an Bewegung erhöhen sollte.

Es wird weiter erwartet, das sich die qualitativen und quantitativen Bewegungsräume verbessern, da eine regelmäßige Reflexion stattfindet.

Der Abschlussfragebogen für die Eltern wird ergeben, das ihre Kinder sich
auch zu Hause mehr bewegen. Eltern haben ein Problembewusstsein entwickelt
und suchen nach eigenen Alternativen, ihre Kinder besser zu fördern.

Das Umfeld des Settings hat auch eine Außenwirkung aufgrund der guten internen
und exteren Kommunikation. Die Ergebnisse der durchgeführten Studie werden im
Internet und in Broschüren publiziert.

Die Kita soll sich nach einer Zertifizierung zum Kita-Netzwerk[3] „Bewegte Kita" wiederfinden.

---

[3] Vom Autor frei erfunden.

6 Diskussion und Fazit

Der Hauptschwerpunkt bei diesem Settingprojekt liegt bei den Themenfeldern Bewegung und psychosozialer Gesundheit. Themen wie Ernährung oder Mund- und Zahngesundheit werden zwar praktiziert, aber nicht bei der Evaluation berücksichtigt.

Das Setting Kita ist ein sehr weiter Begriff. Man kann nicht alles auf einmal bewältigen. Dafür ist ein Projekt sehr gut geeignet. Dem Autor ist durchaus bewusst, das bei diesem Projekt eher ein problemorientierter Ansatz zum Tragen kommt, nämlich das Problem des Bewegungsmangels. Jedoch wird es mit dem Settinggedanken verbunden, worin wieder ein Vorteil liegt, da viele Gruppen an den Interventionen partizipieren, wie dargestellt wurde.

Dennoch wird ein hohes Maß an Motivation von Nöten sein, da die Verbesserung der Arbeitsbedingungen von ErzieherInnen nicht so vorangeschritten ist, wie es wünschenswert wäre, dazu gehört auch ein immer noch zu niedriger Personalschlüssel und Personalmangel, sie aber dennoch bei diesem Projekt stark gefordert sein werden. Von daher ist auch die Kooperation mit anderen Institutionen unerlässlich, schon allein um Entlastung oder auch zusätzliche finanzielle Anreize zu schaffen.

Schwierig könnten sich auch die Durchführung der Studien erweisen, da man es mit Kindern zu tun hat. Die Besondere Herausforderung ist hierbei, die Untersuchungen pädagogisch und didaktisch gut zu verpacken.

Der Autor ist der Meinung, das mit dem vorliegenden Projekt nachhaltig das Empowerment von Kindern, ErzieherInnen und Eltern gestärkt wird. Die Interventionen im Bereich Bewegung fördern so auch die Chancengleichheit und wirken sozialkompensatorisch. Aber es geht nicht nur darum soziale Ungleichheiten, sonder auch Strategien zu entwickeln Entwicklungsdefizite auszugleichen.

Literaturverzeichnis

BZgA (1998). *Gesundheit von Kindern. Epidemiologische Grundlagen Bd.3.* Köln.

BZgA (2001). *Gesundheitsförderung im Kindergarten. Konzepte 3.* Köln.

BZgA (2002). *„Früh übt sich ..." – Gesundheitsförderung im Kindergarten: Impulse, Aspekte und Praxismodelle Bd. 16.* Köln.

Ceglarek, P., Frenzel, T., Wulsch, I., & Ihle, W. (2006). *Gesundheitsförderung in Brandenburger Kindertagesstätten: Eine Bestandsaufnahme.* Potsdam: Universitätsverlag.

Deutscher Bildungsrat (1970). *Empfehlungen der Bildungskommission. Strukturplanurplan für das Bildungswesen.* Bonn.

Grossmann, R., Lobnig, H., & Scala, K. (2007). *Kooperation im Public Management. Theorie und Praxis erfolgreicher Organisationsentwicklung in Leistungsverbünden, Netzwerken und Fusionen* (1 ed.). München: Juventa.

Hurrelmann, K. (1988). *Sozialisation und Gesundheit. somatische psychische und soziale Risikofaktoren im Lebenslauf.* Weinheim: Juventa.

Hurrelmann, K., Klotz, T., & Haisch, J. (2007). *Lehrbuch. Prävention und Gesundheitsförderung.* Bern: Hans Huber.

IB (2009a). Internationaler Bund Retrieved 10.09.2009, from http://www.internationaler-bund.de/index.php?id=652

IB (2009b). Internatonaler Bund Retrieved 10.09.2009, from http://www.internationaler-bund.de/index.php?id=7647

Jahn, U., & Senf, G. (2006). *Warum Kinder Bewegung brauchen. Zielgerichtete Bewegungserziehung in der Kindergartenpraxis* (1. Aufl. ed.). Stuttgart: Hampp.

Kähler, U. (2009). Kinder in Bewegung e.V. Retrieved 10.09.2009, from http://www.kinder-in-bewegung-leipzig.de/verein/

Klocke, A., & Lampert, T. (2001). *Armut bei Kindern und Jugendlichen. Gesundheitsberichterstattung des Bundes Heft 4.* Berlin: RKI.

Meyer, S. (2009). Gesunde Sachsen e.V. Retrieved 10.09.2009, from http://www.gesunde.sachsen.de/118.html

A

Ricken, G., Fritz, A., Schuck, K.-D., & Preuß, U. (2009). HAWIWA (r) - III. Hannover-Wechsler-Intelligenztest für das Vorschulalter - III Retrieved 10.09.2009, from http://www.testzentrale.de/?mod=detail&id=1067

TK (2009). Techniker Krankenkasse Retrieved 10.09.2009, from http://www.tk-online.de/tk/vorsorge-und-frueherkennen/gesunde-lebenswelten/gesunde-kita/39472

WHO (1993). Ottawa-Charta zur Gesundheitsförderung: Conrad, Verl. für Gesundheitsförderung.

Zimmer, R. (2002). Gesundheitsförderung im Kindergarten. Bundesgesundheitsblatt Gesundheitsforschung und Gesundheitsschutz, 45(12), 964-969.

Zimmer, R. (2006a). Alles über den Bewegungskindergarten. Eine Einführung / Profile für Kitas und Kindergärten (vollst. überarb.u. erw. 1 ed.). Freiburg: Herder.

Zimmer, R. (2006b). Handbuch der Psychomotorik. Theorie und Praxis der psychomotorischen Förderung von Kindern (vollst. überarb. 1 ed.). Freiburg Basel Wien: Herder.

Zimmer, R., & Volkamer, M. (1987). MOT 4-6. Motoriktest für vier- bis sechsjährige Kinder (2. überarb. u. erw. ed.). Weinheim: Belz.

Zimmer, R., & Volkamer, M. (2009). MOT 4-6 Retrieved 10.08.2009, from http://www.testzentrale.de/?mod=detail&id=26

BEI GRIN MACHT SICH IHR WISSEN BEZAHLT

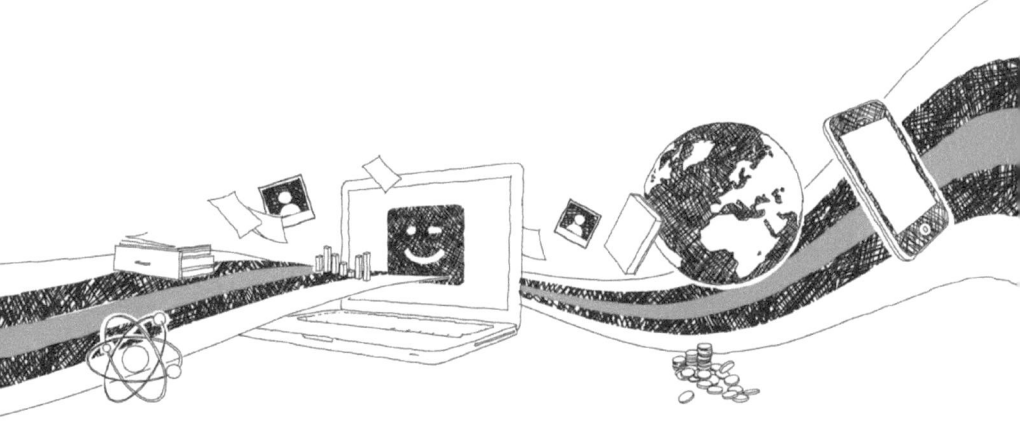

- Wir veröffentlichen Ihre Hausarbeit, Bachelor- und Masterarbeit

- Ihr eigenes eBook und Buch -
  weltweit in allen wichtigen Shops

- Verdienen Sie an jedem Verkauf

Jetzt bei www.GRIN.com hochladen
und kostenlos publizieren

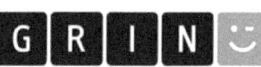